中国药师协会患者教育工作委员会组织编写

慢性阻塞性肺疾病
患者用药手账

主　审　张耀华（中国药师协会）
　　　　李大魁（中国药师协会,北京协和医院）

总主编　朱　珠（北京协和医院）
　　　　张晓乐（北京大学第三医院）

主　编　魏　理（广州医科大学附属第一医院）
　　　　陈莉延（广州医科大学附属第一医院）

插　图　夏宇轩（浙江省人民医院）
　　　　王　琳（青岛大学附属医院）

人民卫生出版社
·北京·

图书在版编目（CIP）数据

患者用药手账 . 慢性阻塞性肺疾病 / 魏理，陈莉延
主编 . —北京：人民卫生出版社，2020.10
ISBN 978-7-117-30486-3

Ⅰ . ①患… Ⅱ . ①魏… ②陈… Ⅲ . ①慢性病 – 阻塞
性肺疾病 – 用药法 Ⅳ . ①R452②R563.905

中国版本图书馆 CIP 数据核字（2020）第 181611 号

人卫智网	www.ipmph.com	医学教育、学术、考试、健康， 购书智慧智能综合服务平台
人卫官网	www.pmph.com	人卫官方资讯发布平台

患者用药手账—慢性阻塞性肺疾病
Huanzhe Yongyao Shouzhang—Manxing Zusexing Feijibing

主　　编：魏　理　陈莉延
出版发行：人民卫生出版社（中继线 010-59780011）
地　　址：北京市朝阳区潘家园南里 19 号
邮　　编：100021
E - mail：pmph @ pmph.com
购书热线：010-59787592　010-59787584　010-65264830
印　　刷：廊坊一二〇六印刷厂
经　　销：新华书店
开　　本：710×1000　1/16　　印张：3
字　　数：60 千字
版　　次：2020 年 10 月第 1 版
印　　次：2020 年 11 月第 1 次印刷
标准书号：ISBN 978-7-117-30486-3
定　　价：26.00 元

打击盗版举报电话：010-59787491　E-mail：WQ @ pmph.com
质量问题联系电话：010-59787234　E-mail：zhiliang @ pmph.com

填写意义与填写指导

填写意义：

- 贯彻落实《中国防治慢性病中长期规划（2017—2025 年）》和《"健康中国 2030"规划纲要》文件精神，促进慢性疾病患者安全合理用药，提高慢性疾病患者规范管理率，减少用药风险与隐患。
- 为了保障医疗安全和用药安全，患者需要清楚了解所服用药品的名称、规格、用法用量，关注药物治疗期间的各种反应及医疗相关指标的变化。
- 遵从医嘱，按时按量用药，对于患者至关重要。清晰的患者用药目录、用法用量以及用药后反应记录能够帮助医师了解患者的治疗进度和病情变化，也便于药师为患者梳理用药情况，讲解用药注意事项。

填写指导：

- 本手账应由您（患者本人）或您的家属填写；当您不清楚如何填写时，请咨询医师或药师。
- 用药前，请您认真阅读医师或药师给予的用药指导或特殊提示，并整理记录于本手账中。
- 建议您将处方粘贴于本手账后的"贴处方处"，以备查。
- 在用药过程中，请您随时记录用药后的各种反应及用药相关问题，以便下次就诊时向医师或药师咨询。
- 请您妥善保管本手账，并在就诊、咨询或购药时携带和出示。

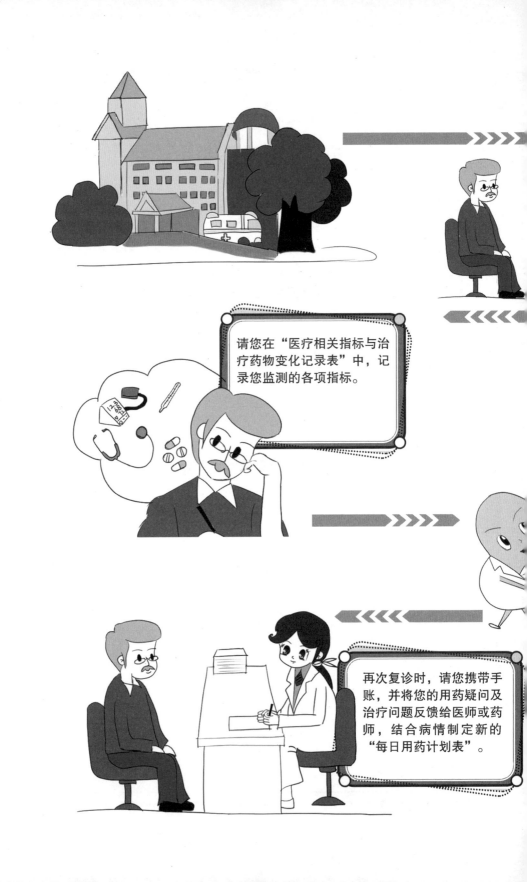

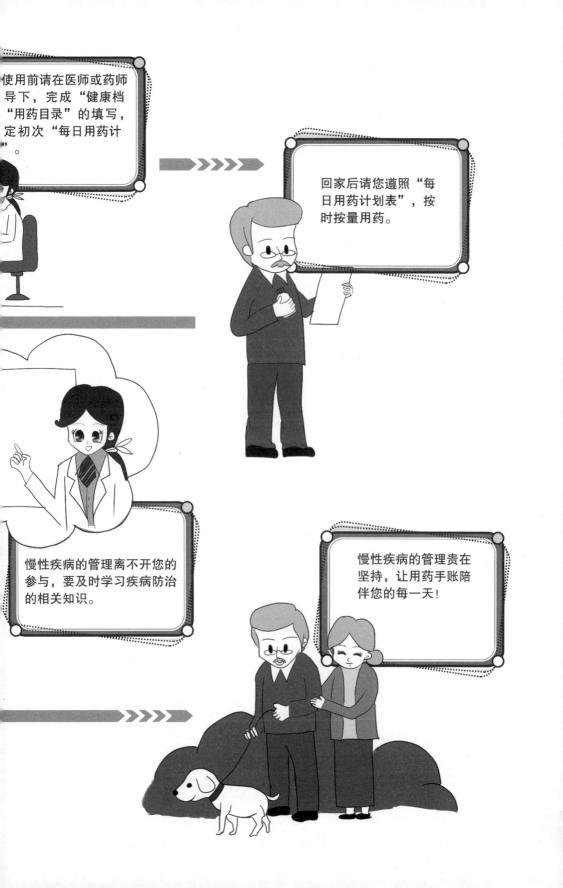

健康档案

患者基本信息

姓名:_____ 性别:_____ 出生日期:_____
病历号:_____ 医疗付费方式:_____ 医疗保险号:_____
个人职业:_____ 教育程度:_____
家庭住址:_____
电子邮箱:_____
联系电话:单位_____ 家庭_____ 手机_____

患者诊疗相关信息

身高:_____m 体重:_____kg 体重指数(BMI):_____kg/m^2

肺功能情况　　FEV$_1$:_____　　FVC:_____

　　　　　　　FEV$_1$/FVC:_____

　　　　　　　FEV$_1$(%)(FEV$_1$占预测值的百分比):_____

呼吸困难程度　呼吸困难情况评分(mMRC):_____级

运动耐力　　　6分钟步行试验(6MWD):_____m

综合评价　　　BODE指数:_____分

其他　　　　　血氧饱和度(SPO$_2$):_____

症状评估　　　CAT评分:_____分

体格检查:

□唇发绀:□有　　□无_____　　　干/湿啰音:□有　　□无_____

下肢水肿:□有　　□无_____　　　桶状胸:□有　　□无_____

其他:_____

年住院次数:

_____次/年　　住院日期:_____

注:

　　1) BMI计算方法:BMI=体重(kg)/身高^2(m^2)。

　　注意事项:患者可以在家自备体重秤与量尺,在测量体重时,应当空腹、赤足、只穿轻薄的衣服,体重值应精确到0.1kg。在测量身高时应脱鞋,直立且两脚后跟并拢靠近,身高值应精确到0.01m。

成人 BMI 的划分如下表所示：

分类	BMI/(kg/m^2)	合并症危险
低体重(营养不良)	<18.50	低(但其他临床问题增加)
正常范围	18.5~23.9	在平均范围
超重	24.0~27.9	增加
肥胖	≥28.0	严重增加

2）肺功能情况：FEV_1/FVC 是指使用支气管舒张剂后第一秒呼出气量的容积与用力肺活量的比值。$FEV_1/FVC<70\%$，可确定存在持续性的气流受限，而 FEV_1 与预测值的比值可以反映气流阻塞严重程度。

COPD 气流受限严重程度分级

分级	患者肺功能($FEV_1/FVC<70\%$)
GOLD1：轻度	FEV_1≥80% 预测值
GOLD2：中度	50%≤FEV_1<80% 预测值
GOLD3：重度	30%≤FEV_1<50% 预测值
GOLD4：极重度	FEV_1<30% 预测值

3）mMRC 评分方法：

请在与您情况相符的方框中打钩(只能选择一项)(0~4 级)	
mMRC 0 级：我仅在费力运动时出现呼吸困难	□
mMRC 1 级：我在平地快步行走或步行爬小坡时出现气短	□
mMRC 2 级：我由于气短，平地行走比同龄人慢或需要停下来休息	□
mMRC 3 级：我在平地行走 100 米左右或几分钟后需要停下来喘气	□
mMRC 4 级：我因严重呼吸困难不能离家，或者在穿脱衣服时出现呼吸困难	□

4）运动耐力情况测试方法：在一个安静舒适的环境下，选择一个 50 米的距离以最快速度往返行走，统计 6 分钟内所走距离，允许在测试过程中劳累或不适时进行短暂休息，而后立即继续测试，测试 2 次 6 分钟步行的距离，取最远距离作为终值。

5）BODE 指数：BODE 指数是体重指数（BMI）、肺功能（FEV₁%）、呼吸困难程度（mMRC）、运动耐力（6MWD）四个变量构建出来的综合指标，可以更全面准确地评价 COPD 患者的病情严重程度并对预后进行有效分析。

BODE 指数具体评分方法为：肺功能 FEV₁%（≥65% 为 0 分；50%~64% 为 1 分；34%~49% 为 2 分；≤35% 为 3 分），运动耐力 6MWD（≥350m 为 0 分；250~349m 为 1 分；150~249m 为 2 分；≤149m 为 3 分），呼吸困难程度 mMRC（0~1 级为 0 分；2 级为 1 分；3 级为 2 分；4 级为 3 分），体重指数 BMI（>21kg/m² 为 0 分；≤21kg/m² 为 1 分）。BODE 值为各指标值之和。

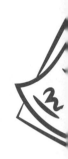

分值	FEV₁%	6WMD/m	mMRC/ 级	BMI/ (kg/m²)
0	≥65%	≥350	0~1	>21
1	50%~64%	250~349	2	≤21
2	35%~49%	150~249	3	—
3	≤35%	≤149	4	—

6）血氧饱和度：血氧饱和度指血液中被氧结合的氧合血红蛋白（HbO₂）的容量占全部可结合的血红蛋白（Hb）容量的百分比。SPO₂ 指经皮血氧饱和度，可通过自行购买的无创脉搏血氧仪来测定，如血氧仪值低于 88%，则考虑吸氧治疗。

既往病史(□有　□无):

- 心　脏 _____
- 肝　脏 _____
- 肾　脏 _____
- 消化道 _____
- 呼吸道 _____
- 内分泌 _____
- 其　他 _____

既往用药史(□有　□无):

- _____
- _____
- _____
- _____
- _____
- _____
- _____

过敏史(□有　□无):

- 药　物 _____
- 食　物 _____
- 其　他 _____

药物不良反应史(□有　□无):

- _____
- _____
- _____

不良嗜好(□有　□无):

- 吸烟史 _____
- 饮酒史 _____
- 其　他 _____

家族病史(□有　□无):

- _____
- _____
- _____

临床诊断:

_____

_____

_____

注:当您不清楚如何填写时,请咨询医师或药师协助填写。

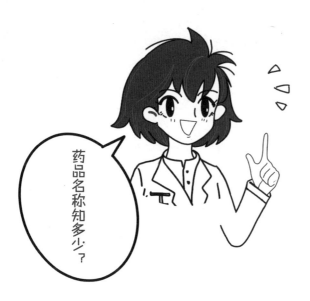

药品名称知多少？

用药目录

  药品,属于物质范畴,和人一样均有名称。在我国,药品名称有多种,常见如下。

- 通用名:是国家药典委员会按照一定原则制定的药品名称,是药品的法定名称,其特点是通用性。每种药品只能有一个通用名,如填写示例中的"噻托溴铵"。在药品包装上,通用名常显著标示,单字面积大于商品名的 2 倍,字体颜色使用黑色或白色。

- 商品名:指一家企业生产的区别于其他企业同一产品、经过注册的法定标志名称,其特点是专有性。商品名体现了药品生产企业的形象及其对商品名称的专属权,使用商品名须经国家主管部门批准,如填写示例中的"思力华"。药品包装上的商品名一般与通用名分行书写,其单字面积小于通用名的 1/2。

  我国药品一药多名现象严重,同一通用名的药品常有多个商品名,在用药安全上存在隐患。服用多种药品前,请务必看清药品的通用名是否相同,以避免重复用药、过量用药甚至引发中毒。

通用名及剂型	药品商品名	药品规格	生产厂家	用药原因
铵吸入剂(胶囊)	思力华	18μg	勃林格殷格翰	慢阻肺(B组)

用药目录

起始日期	结束日期	药品通用名及剂型	药品商品名	药品规
2020-1-12	2020-4-30	噻托溴铵吸入剂（胶囊）	思力华	18μ

厂家	用药原因
殷格翰	慢阻肺（B组）

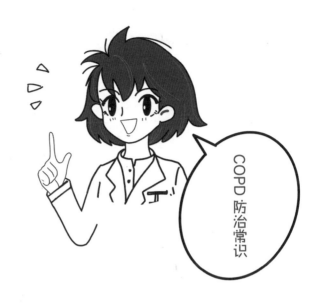

COPD 防治常识

常规定期筛查

健康中国行动(2019—2030年)数据显示,我国40岁及以上人群COPD患病率为13.6%,总患病人数近1亿。而目前国内COPD的防治工作较滞后,COPD的诊断严重不足,其根本原因与肺功能检查不能普及相关。由于肺功能检查是诊断COPD所必需的金标准,通过普查、重点筛查和定期健康体检及早进行肺功能测定,可早期发现患者的肺功能损害和诊断COPD患者。以下五种人群应定期检查肺功能:

● 长期吸烟者。

● 40岁以上的人群。

● 有慢性咳嗽、咳痰、喘息症状者。

● 经常接触污染气体、粉尘者。

● 已确诊为COPD的患者。

另外,建议40岁以上人群应该每年至少做一次肺功能检查,一旦确诊COPD立刻进行治疗。

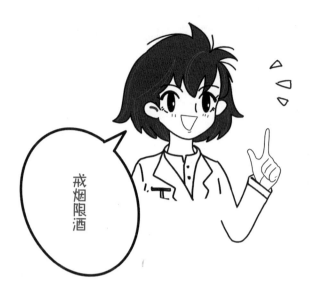

戒烟限酒

药品通用名及剂型
例:噻托溴铵吸入剂(胶囊)

决心戒烟,您可以:

- 从现在开始,下决心、定计划,并写下来随身携带,随时提醒和告诫自己。
- 丢弃所有烟草、烟灰缸等能"条件反射"想吸烟的物品,避免参与往常习惯吸烟的活动。
- 坚决拒绝烟草诱惑,随时不忘提醒自己只要再吸一支就足以令之前所有努力前功尽弃。
- 烟瘾来时,深呼吸或咀嚼无糖分口香糖;用餐后吃水果或散步来代替饭后一支烟的习惯。
- 把要戒烟的想法告诉家人和朋友,取得他们的鼓励、支持和配合。
- 为自己安排一些体育活动,既能缓解压力和精神紧张,又有助于把注意力从吸烟上引开。
- 必要时可在医师指导下进行药物治疗。

决心限酒,您可以:

- 男性每日饮酒的酒精量不超过 25g,即葡萄酒少于 150ml,或啤酒少于 500ml,或白酒少于 50ml。
- 女性减半,孕妇不饮酒。

每日用药计划表

___月___日—___月___日

	中午			晚上			睡前	备注
餐后	餐前	餐中	餐后	餐前	餐中	餐后		

注:请在每一个用药时间记录用药剂量;若该时间不需服药,保持空白即可。

13

每日用药计划表

药品通用名及剂型	早晨			中午			
	餐前	餐中	餐后	餐前	餐中	餐后	餐前
例:噻托溴铵吸入剂(胶囊)	1吸/次						

注:请在每一个用药时间记录用药剂量;若该时间不需服药,保持空白即可。

睡前	备注

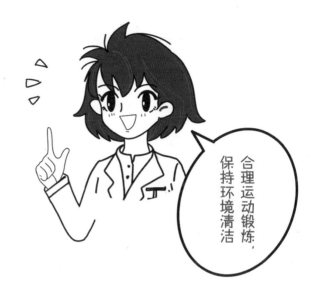

合理运动锻炼, 保持环境清洁

进行一般运动锻炼, 您可以:

- 采取步行、慢跑、登梯、骑车、太极拳、瑜伽、广播体操等慢运动方式。

进行缩唇呼吸锻炼, 您可以:

- 找一个舒适的地方坐下, 放松肩颈部。
- 用鼻子缓慢吸气, 此时最好闭合嘴巴。
- 吸气结束后, 缩唇(做吹口哨或吹蜡烛状), 再缓慢呼气, 同时收缩腹部。
- 注意呼气时间要大于吸气时间。

进行腹式呼吸锻炼, 您可以:

- 找一个舒适的地方半卧或坐下, 放松肩颈部, 左右手分别放在胸前和腹部。
- 缓慢吸气, 吸气时确认腹部凸出, 如吹气球状。
- 缓慢呼气, 呼气时确认腹部凹陷, 如放气球状。
- 注意呼气时间要大于吸气时间, 反复练习5分钟。

保持环境清洁, 您可以:

- 尽量避免自己暴露在有烟雾、粉尘等可致呼吸困难疾病加重的场所。
- 保持居住环境的清洁。

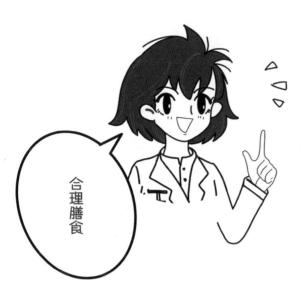

合理膳食

为了改善您的健康状况,您可采取以下饮食建议:

	食物清单
推荐食用	①富含优质蛋白的食物:鸡蛋、鸭蛋、瘦肉、牛奶等。②富含维生素的食物:西红柿、胡萝卜等。③全谷物和复合碳水化合物:全谷物面食、大豆等
不食或少食	①高钠食物:咸菜、榨菜、咸鱼、咸肉、腌制食品、烟熏食品、火腿、含钠高的调味料酱料等。②产气食物:碳酸饮料、红薯、土豆。③简单碳水化合物:糖、无纤维和营养添加的食物等。④油炸食品:炸鸡、方便面等

注意:平时应注意喝水,可稀释气道分泌物,痰液易于排出。饮食中注意少吃多餐,以免出现过饱后气喘。

药品通用名及剂型	
例:噻托溴铵吸入剂(胶囊)	

每日用药计划表

	中午			晚上			睡前	备注
餐后	餐前	餐中	餐后	餐前	餐中	餐后		

注:请在每一个用药时间记录用药剂量;若该时间不需服药,保持空白即可。

___月___日一___月___日　　　　　　　　　　　**每日用药计划表**

药品通用名 及剂型	早晨			中午			
	餐前	餐中	餐后	餐前	餐中	餐后	餐前
例:噻托溴铵吸入剂(胶囊)	1 吸 / 次						

注:请在每一个用药时间记录用药剂量;若该时间不需服药,保持空白即可。

睡前	备注

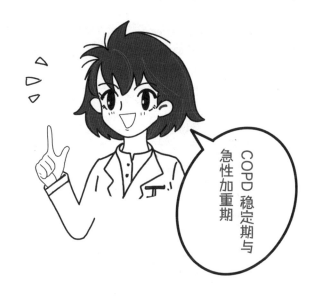

COPD 稳定期与急性加重期

　　根据 COPD 患者在不同时期可有不同的临床表现,可划分为稳定期和急性加重期(AECOPD)。

- 稳定期主要表现为:咳嗽、咳痰、气促等症状稳定或较轻。确诊为 COPD 的患者,一般情况下通过教导其正确使用吸入装置,督促其保持良好的用药依从性,可使病情得到良好控制。

- 急性加重期主要表现为:短期内咳嗽、咳痰、气促或喘息加重,痰量增多并呈脓性或黏液脓性,以及伴发热等症状。导致 AECOPD 的常见原因包括环境影响(如天气变化、空气污染和有害气体等)、病毒或细菌感染、患者用药不规范或依从性差以及吸入装置使用不正确等。

COPD 稳定期与急性加重期常用药物

COPD 药物治疗是以支气管扩张剂为核心的治疗方案，在扩张支气管的情况下，结合患者实际情况，还可进行祛痰、抗感染等其他对症处理。

COPD 稳定期用药				药品通用名及剂型
				例:噻托溴铵吸入剂(胶囊)
支气管扩张剂	β₂ 受体激动剂	短效(SABA)	沙丁胺醇、特布他林、菲诺特罗、左旋沙丁胺醇	
		长效(LABA)	福莫特罗、沙美特罗、茚达特罗、维兰特罗、阿福特罗	
	抗胆碱能类药物	短效(SAMA)	异丙托溴铵、氧托溴铵	
		长效(LAMA)	噻托溴铵、阿地溴铵、格隆溴铵、芜地溴铵	
	短效 β₂ 受体激动剂 + 短效抗胆碱能类药物(SABA+SAMA)		菲诺特洛 / 异丙托溴铵、沙丁胺醇 / 异丙托溴铵	
	长效 β₂ 受体激动剂 + 长效抗胆碱能类药物(LABA+LAMA)		乌美溴铵 / 维兰特罗、噻托溴铵 / 奥达特罗、福莫特罗 / 阿地溴铵、福莫特罗 / 格隆溴铵、茚达特罗 / 格隆溴铵、维兰特罗 / 芜地溴铵	
	长效 β₂ 受体激动剂 + 吸入糖皮质激素(LABA+ICS)		沙美特罗 / 氟替卡松、福莫特罗 / 布地奈德、福莫特罗 / 倍氯米松、福莫特罗 / 莫米松、维兰特罗 / 糠酸氟替卡松	
	长效 β₂ 受体激动剂 + 长效抗胆碱能类药物 + 吸入糖皮质激素(LABA+LAMA+ICS)		氟替卡松 / 芜地溴铵 / 维兰特罗、倍氯米松 / 福莫特罗 / 格隆溴铵	
	甲基黄嘌呤类药物		氨茶碱、茶碱、多索茶碱	
祛痰药			羧甲司坦、厄多司坦、氨溴索、溴己新、乙酰半胱氨酸、愈创木酚甘油醚、氯化铵	
磷酸二酯酶 -4(PDE-4)抑制剂			罗氟司特	
COPD 急性加重期用药				
糖皮质激素			泼尼松、泼尼松龙	
抗生素	β 内酰胺类 / β 内酰胺酶抑制剂		阿莫西林 / 克拉维酸钾、哌拉西林 / 他唑巴坦	
	大环内酯类		红霉素、阿奇霉素	
	喹诺酮类		左氧氟沙星、莫西沙星	
	头孢类		头孢呋辛、头孢曲松、头孢克洛、头孢他啶	
	碳青霉烯类		亚胺培南、美罗培南	

每日用药计划表

	中午			晚上			睡前	备注
餐后	餐前	餐中	餐后	餐前	餐中	餐后		

注:请在每一个用药时间记录用药剂量;若该时间不需服药,保持空白即可。

___月___日一___月___日　　　　　　　　**每日用药计划表**

药品通用名 及剂型	早晨			中午			
	餐前	餐中	餐后	餐前	餐中	餐后	餐前
例:噻托溴铵吸入剂(胶囊)	1吸/次						

注:请在每一个用药时间记录用药剂量;若该时间不需服药,保持空白即可。

睡前	备注

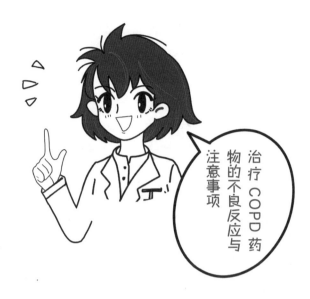

治疗 COPD 药物的不良反应与注意事项

1）β₂ 受体激动剂：使用 β₂ 受体激动剂后可能产生窦性心动过速，过敏者使用后可能产生心律不齐。某些老年患者应用较大量的 β₂ 受体激动剂时，无论何种给药途径，都可能引起骨骼肌震颤。

联用后有影响的药物：儿茶酚胺类药物，如肾上腺素及异丙肾上腺素等（可引起心律不齐或引起心脏停搏，应避免并用）；黄嘌呤衍生物、糖皮质激素及利尿剂（可能由于致低血钾而导致心律不齐）；部分 β 受体拮抗剂，如普萘洛尔、阿替洛尔等（可使哮喘患者产生严重的支气管痉挛）。

2）抗胆碱能类药物：部分患者使用后可能使痰液难以咳出，还可引起心率增快、瞳孔扩大和尿潴留等，故不宜用于黏液纤毛清除功能减退、咳嗽无力的老年人，特别是患有前列腺肥大、膀胱排尿无力、青光眼（可能与患者带面罩雾化吸入溶液与眼睛接触有关）或患有心脏疾病的老年人。

联用后有影响的药物：黄嘌呤衍生物、β 肾上腺素能类和抗胆碱能类（可增加副作用）；吸入卤化羟类麻醉剂如卤烷、三氯乙烯和安氟醚（可以增加 β 受体激动剂对心血管作用的易感性）。

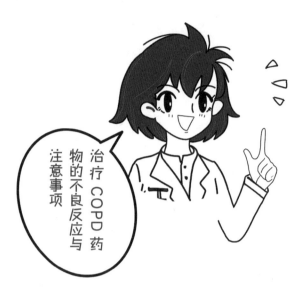

治疗 COPD 药物的不良反应与注意事项

药品通用名及剂型
例:噻托溴铵吸入剂(胶囊)

3) 甲基黄嘌呤类:常见不良反应包括由心房和室性心律失常引起的心悸和严重的惊厥(无论先前是否有癫痫病史都可能发生),其他副作用包括头痛、失眠、恶心。

联用后增加其血药浓度的药物:钙通道阻滞剂,如地尔硫䓬、维拉帕米;H_2 受体拮抗剂,如西咪替丁、雷尼替丁;大环内酯内抗生素,如红霉素;喹诺酮类抗生素,如氧氟沙星、环丙沙星。

联用后降低其血药浓度的药物:苯巴比妥、苯妥英、利福平等。

4) 祛痰药:服用羧甲司坦、氨溴索、愈创木酚甘油醚后偶见皮疹、恶心、胃部不适、食欲缺乏、腹痛、腹泻。使用羧甲司坦或厄多司坦时避免同时服用强力镇咳药,以免痰液堵塞气道。氨溴索、溴己新可能使阿莫西林、头孢呋辛、红霉素、多西环素等在肺组织内的浓度升高。乙酰半胱氨酸对呼吸道黏膜有刺激作用,故有时引起呛咳或支气管痉挛;部分患者可能出现恶心、呕吐等;偶有咯血,还可降低青霉素、头孢菌素、四环素的药效,必要时可间隔 4 小时交替使用;联用硝酸甘油,引起低血压和头痛;与碘化油、糜蛋白酶、胰蛋白酶呈配伍禁忌。

每日用药计划表

___月___日—___月___日

	中午			晚上			睡前	备注
餐后	餐前	餐中	餐后	餐前	餐中	餐后		

注:请在每一个用药时间记录用药剂量;若该时间不需服药,保持空白即可。

___月___日—___月___日 　　　　　　　　　　**每日用药计划表**

药品通用名 及剂型	早晨			中午			
	餐前	餐中	餐后	餐前	餐中	餐后	餐前
例:噻托溴铵吸入剂(胶囊)	1 吸 / 次						

注:请在每一个用药时间记录用药剂量;若该时间不需服药,保持空白即可。

睡前	备注

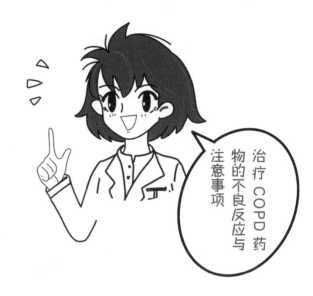

治疗 COPD 药物的不良反应与注意事项

5）糖皮质激素：①吸入用糖皮质激素（ICS），ICS 吸入不当可使患者感染口腔念珠菌，表现为口腔白斑、声音嘶哑等，故建议患者在 ICS 吸入治疗后注意清洗口腔、漱口、洗脸。②全身用糖皮质激素：口服糖皮质激素有许多副作用，包括皮质类固醇肌病，可导致 COPD 重度患者的肌肉无力、功能减退和呼吸衰竭。对于急性加重期住院患者或急诊就诊患者，全身用糖皮质激素的疗效已被证明能够降低治疗失败率和疾病复发率，同时改善肺功能和呼吸困难。但是对于稳定期患者，其疗效缺乏高质量的临床证据，故不推荐在稳定期常规全身用糖皮质激素。

6）磷酸二酯酶 -4（PDE-4）抑制剂：与吸入用制剂相比，PDE-4 抑制剂具有更多的副作用。最常见的是腹泻、恶心、食欲减退、体重减轻、腹痛、睡眠障碍和头痛等。

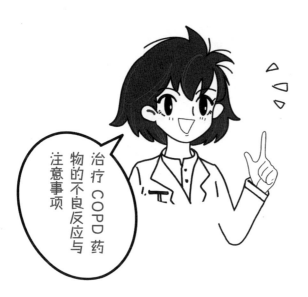

治疗 COPD 药物的不良反应与注意事项

药品通用名 及剂型
例:噻托溴铵吸入剂(胶囊)

7) 抗菌药物:一些早期研究结果显示,预防性持续使用抗菌药物对 COPD 急性加重的发生率没有影响。但一些研究却表明,易诱发急性加重的患者使用阿奇霉素(250mg 每天 1 次或 500mg 每周 3 次)或红霉素(500mg 每天 2 次)一年,可减少急性加重的风险。阿奇霉素的使用与细菌耐药性增加、Q-Tc 间期延长和听力受损有关。目前尚无数据表明长期使用阿奇霉素预防治疗 COPD 超过 1 年以上的安全性和有效性。此外,慢性支气管炎和频繁发作的患者使用莫西沙星(400mg 每天 1 次,持续 5 天,每间隔 8 周)进行脉冲治疗,对整体急性加重无明显影响。

每日用药计划表

	中午			晚上			睡前	备注
餐后	餐前	餐中	餐后	餐前	餐中	餐后		

注:请在每一个用药时间记录用药剂量;若该时间不需服药,保持空白即可。

___月___日—___月___日 每日用药计划表

药品通用名 及剂型	早晨			中午			
	餐前	餐中	餐后	餐前	餐中	餐后	餐前
例:噻托溴铵吸入剂(胶囊)	1吸/次						

注:请在每一个用药时间记录用药剂量;若该时间不需服药,保持空白即可。

睡前	备注

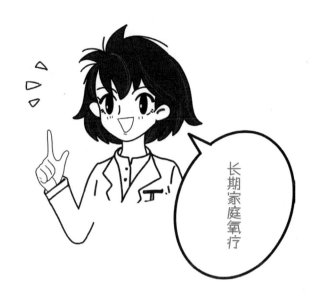

长期家庭氧疗

为什么需要氧疗?

氧疗是通过给患者吸入高于空气中氧浓度的氧气,来提高患者肺泡内的氧分压,达到改善组织缺氧的一种治疗方法。COPD 的患者会逐渐缺氧,产生缓慢的呼吸衰竭。长期氧疗对肺功能、运动能力、睡眠、精神状态均可产生有益的影响,可提高患者的生活质量和生存率。

什么样的患者需要氧疗?

显著的低氧血症患者需给予氧疗,需要长期家庭氧疗的指征为:

● $PaO_2 \leqslant 55mmHg$ 或 $SaO_2 \leqslant 88\%$,有或没有高碳酸血症。

● PaO_2 为 55~60mmHg 或 $SaO_2 < 89\%$,并有肺动脉高压、心力衰竭所致水肿或红细胞增多症(血细胞比容 >0.55)。

一般用鼻导管吸氧,氧流量为 1.0~2.0L/min,吸氧时间为 10~15h/d。目的是使患者在静息状态下,达到 $PaO_2 \geqslant 60mmHg$ 和 / 或使 $SaO_2 \geqslant 90\%$。

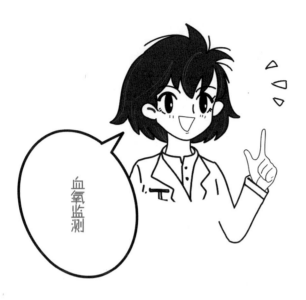

血氧监测

为什么要进行血氧检测?

对 COPD 患者的血氧进行检测,其目的主要是反映患者的血氧饱和度(SpO_2)含量,血氧饱和度主要是指血液中被氧结合的氧合血红蛋白的容量占全部可结合的血红蛋白容量的百分比,是呼吸循环的重要生理参数,对于 COPD 患者而言具有重要的意义。

什么样的患者需要血氧检测?

一般情况下,SpO_2>88% 者则不需要检测;≤88% 者如需要可自行购置一台血氧饱和度仪,操作简单,容易携带,可以分析是否存在缺氧,用于家庭治疗的监测,对于指导氧疗有重要意义。

每日用药计划表 ___月___日—___月___日

	中午			晚上			睡前	备注
餐后	餐前	餐中	餐后	餐前	餐中	餐后		

注:请在每一个用药时间记录用药剂量;若该时间不需服药,保持空白即可。

每日用药计划表

药品通用名及剂型	早晨			中午			
	餐前	餐中	餐后	餐前	餐中	餐后	餐前
例:噻托溴铵吸入剂(胶囊)	1 吸 / 次						

注:请在每一个用药时间记录用药剂量;若该时间不需服药,保持空白即可。

睡前	备注

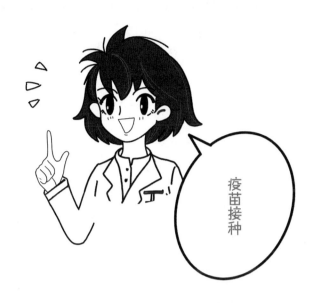

疫苗接种

为什么要接种疫苗(流感及肺炎疫苗)?

流感及肺炎疫苗是采用肺部感染的常见菌(如肺炎球菌、甲型链球菌及奈瑟球菌等)减毒制成的,可促使机体产生特异性主动免疫,并可提高白细胞吞噬能力及溶菌酶的非特异性免疫作用,从而减少和防止呼吸道感染。接种疫苗可以降低 COPD 患者严重疾病和死亡的发生率。

哪些人群适合接种疫苗?

建议所有≥65 岁的 COPD 患者接种 13 价肺炎球菌结合疫苗(PCV13)和 23 价肺炎球菌多糖疫苗(PPSV23),也建议有明显合并症(包括慢性心脏病和肺疾病)的较年轻的 COPD 患者接种 23 价肺炎球菌多糖疫苗(PPSV23)。

医疗相关指标与治疗药物变化记录表

年 月		初诊	3个月
体重指数	身高 /m		
	体重 /kg		
肺功能情况	FEV_1		
	$FEV_1\%$		
	FEV_1/FVC		
运动情况	6MWD		
呼吸困难程度	mMRC		
BODE（综合评分）			
血氧饱和度	SPO_2		
备注			
体格检查（□无　□有）		口唇发绀：□有　　□无 下肢水肿：□有　　□无 其他：＿＿＿＿＿＿＿＿＿	
是否入院（□无　□有）		入院日期：＿＿＿＿＿＿＿ 出院日期：＿＿＿＿＿＿＿	
记录药物的变化 （注：包括治疗方案的改变，特别是对于急性加重期的患者，需要记录可能增加的抗菌药物和糖皮质激素的变化）		调整 1	调整
备注			
不良反应（□无　□有）		＿＿＿＿＿＿＿＿＿＿＿	
烟酒情况		□ 吸烟＿＿＿＿＿	
随访情况		随访日期：＿＿＿＿＿＿＿ 随访内容：＿＿＿＿＿＿＿	

个月	1 年	1.5 年	2 年	3 年

显啰音:□有　　□无

匈:□有　　□无

治疗药物调整

调整 3	调整 4	调整 5	调整 6	调整 7

医疗相关指标与治疗药物变化记录表

年　　月		初诊	3个月
体重指数	身高 /m		
	体重 /kg		
肺功能情况	FEV_1		
	$FEV_1\%$		
	FEV_1/FVC		
运动情况	6MWD		
呼吸困难程度	mMRC		
BODE（综合评分）			
血氧饱和度	SPO_2		
备注			
体格检查（□无　□有）		口唇发绀:□有　□无 下肢水肿:□有　□无 其他:＿＿＿＿＿＿	
是否入院（□无　□有）		入院日期:＿＿＿＿＿＿ 出院日期:＿＿＿＿＿＿	
记录药物的变化 (注:包括治疗方案的改变,特别是对于急性加重期的患者,需要记录可能增加的抗菌药物和糖皮质激素的变化)		调整 1	调整 2
备注			
不良反应（□无　□有）		＿＿＿＿＿＿	
烟酒情况		□ 吸烟＿＿＿＿＿＿	
随访情况		随访日期:＿＿＿＿＿＿ 随访内容:＿＿＿＿＿＿	

医疗相关指标变化				
个月	1 年	1.5 年	2 年	3 年

湿啰音:□有　　□无

胸:□有　　□无

治疗药物调整				
调整 3	调整 4	调整 5	调整 6	调整 7

医疗相关指标与治疗药物变化记录表

年　月		初诊	3个月
体重指数	身高 /m		
	体重 /kg		
肺功能情况	FEV$_1$		
	FEV$_1$%		
	FEV$_1$/FVC		
运动情况	6MWD		
呼吸困难程度	mMRC		
BODE（综合评分）			
血氧饱和度	SPO$_2$		
备注			
体格检查(□无　□有)		口唇发绀:□有　　□无 下肢水肿:□有　　□无 其他:＿＿＿＿＿＿	
是否入院(□无　□有)		入院日期:＿＿＿＿＿ 出院日期:＿＿＿＿＿	
记录药物的变化 (注:包括治疗方案的改变,特别是对于急性加重期的患者,需要记录可能增加的抗菌药物和糖皮质激素的变化)		调整 1	调整
备注			
不良反应(□无　□有)		＿＿＿＿＿＿＿＿	
烟酒情况		□ 吸烟＿＿＿＿	
随访情况		随访日期:＿＿＿＿＿ 随访内容:＿＿＿＿＿	

个月	1 年	1.5 年	2 年	3 年

啰音:□有　　□无

胸:□有　　□无

治疗药物调整

调整 3	调整 4	调整 5	调整 6	调整 7

贴处方处：

贴处方处：